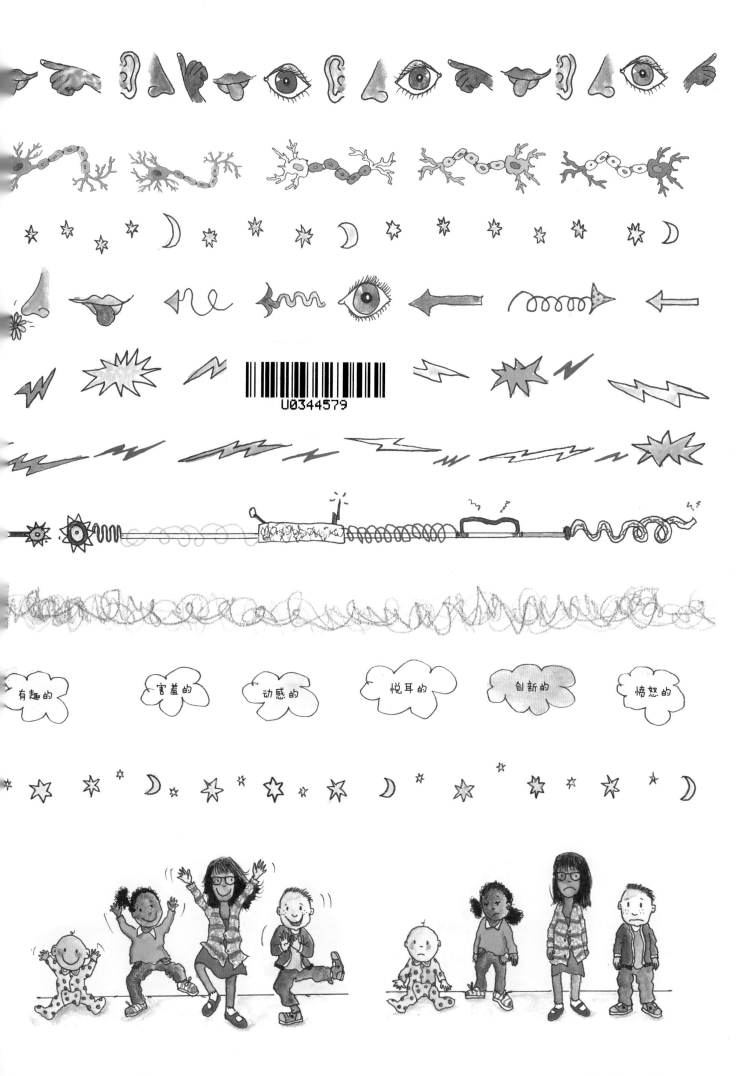

献给约瑟夫和利奥·劳埃德 - 莫斯廷。

——玛丽·霍夫曼

献给西奥和奥林匹娅。

——罗丝·阿斯奎斯

感谢彼得·波尔斯博士为本书提供的宝贵建议和支持。

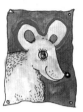

图书在版编目（CIP）数据

这是我们的大脑！ / （英）玛丽·霍夫曼著 ；（英）
罗丝·阿斯奎斯绘 ；王启果译. -- 石家庄 ：花山文艺
出版社，2022.4（2023.1重印）
ISBN 978-7-5511-6075-9

Ⅰ. ①这… Ⅱ. ①玛… ②罗… ③王… Ⅲ. ①大脑—
儿童读物 Ⅳ. ①R338.2-49

中国版本图书馆CIP数据核字（2022）第022263号
冀图登字：03-2021-138号

The Great Big Brain Book © 2020 Quarto Publishing plc.
Text © 2020 Mary Hoffman. Illustrations © 2020 Ros Asquith.
First Published in 2020 by Frances Lincoln Children's Books, an imprint of The Quarto Group.
The right of Ros Asquith to be identified as the illustrator and Mary Hoffman to be identified as the author of this
work has been asserted by them in accordance with the Copyright, Designs and Patents Act, 1988 (United Kingdom).
Simplified Chinese edition copyright © 2022 Ginkgo (Beijing) Book Co., Ltd.
All rights reserved.

本书中文简体版权归属于银杏树下（北京）图书有限责任公司

书　　名：这是我们的大脑！
Zhe Shi Women De Danao

著　　者：[英] 玛丽·霍夫曼

绘　　者：[英] 罗丝·阿斯奎斯

译　　者：王启果

选题策划：北京浪花朵朵文化传播有限公司

出版统筹：吴兴元　　　　　　编辑统筹：杨建国
责任编辑：温学蕾　　　　　　特约编辑：秦宏伟
责任校对：李　伟　　　　　　美术编辑：胡彤亮
营销推广：ONEBOOK　　　　 装帧制造：墨白空间·王茜

出版发行：花山文艺出版社（邮政编码：050061）
　　　　　（河北省石家庄市友谊北大街330号）

印　　刷：北京利丰雅高长城印刷有限公司

经　　销：新华书店

开　　本：889 mm×1194 mm　1/16

印　　张：2.5

字　　数：25 千字

版　　次：2022 年 4 月第 1 版
　　　　　2023 年 1 月第 2 次印刷

书　　号：ISBN 978-7-5511-6075-9

定　　价：58.00元

读者服务：reader@hinabook.com 188-1142-1266
投稿服务：onebook@hinabook.com 133-6631-2326
直销服务：buy@hinabook.com 133-6657-3072
官方微博：@ 浪花朵朵童书

关注浪花朵朵
还有更多精彩科普童书

浪花朵朵

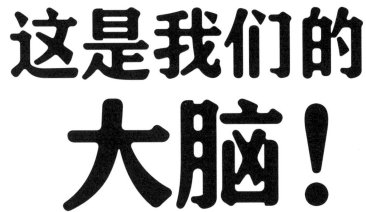

这是我们的 大脑！

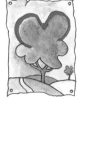

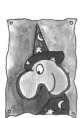

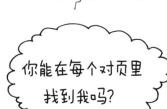

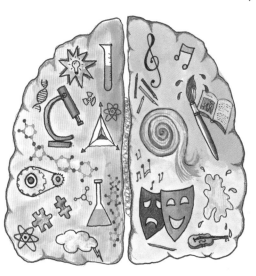

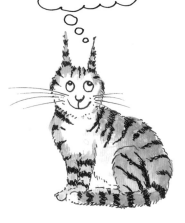

[英]玛丽·霍夫曼 著　[英]罗丝·阿斯奎斯 绘　王启果 译

花山文艺出版社

河北·石家庄

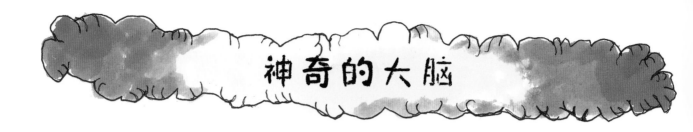

神奇的大脑

大脑真是太神奇了！它负责着我们能做的每一件事！

想象一下，如果没有大脑，你还能迈开腿走路，张开嘴说话吗？你还能思考问题，感受周围的世界吗？你的肺部还能扩张、收缩，帮助你呼吸吗？你的心脏还能跳动，将血液输送到身体的每个角落吗？

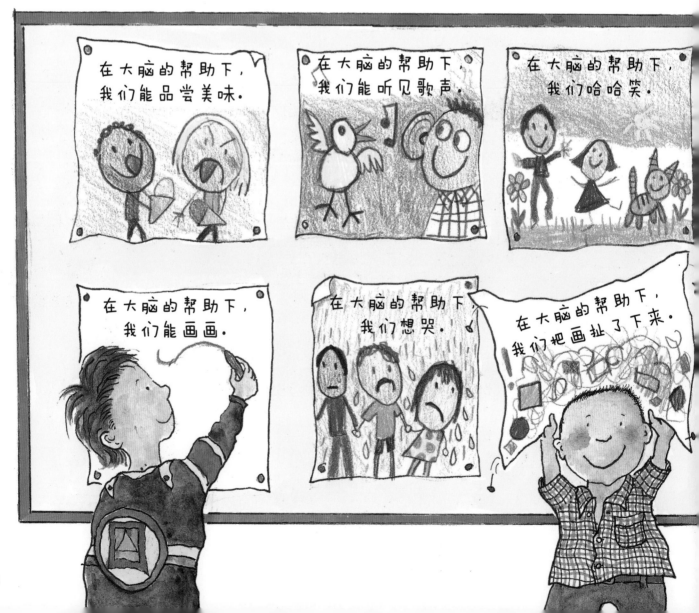

如果没有大脑，你还能学到新知识，记住新东西吗？没有大脑，人们还能发明新东西，还能写书、画画、演奏美妙的音乐吗？

真的，没有大脑，我们什么都做不了！

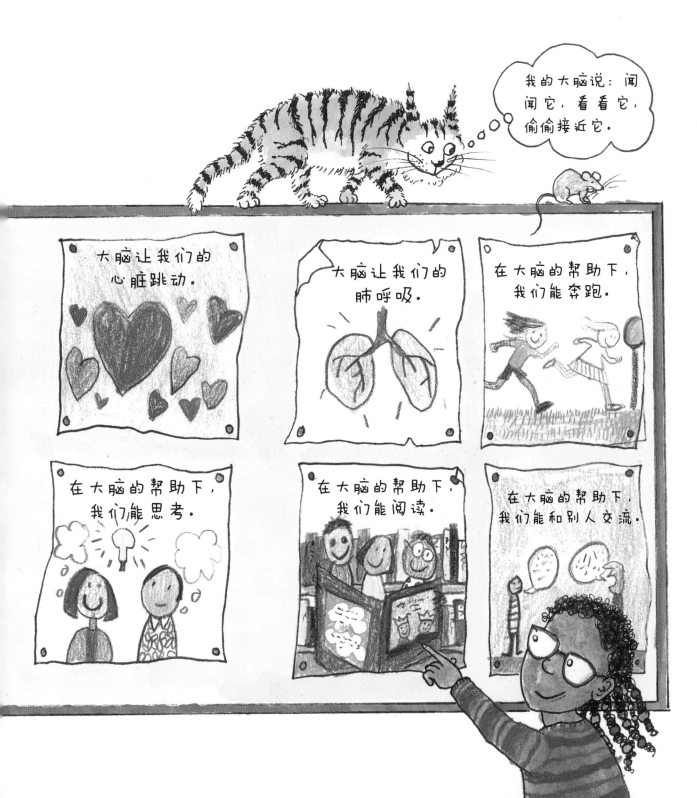

指挥中心

我们可以把大脑比作计算机，因为它要处理很多信息；
我们也可以把大脑比作宇宙，因为它的结构非常复杂。

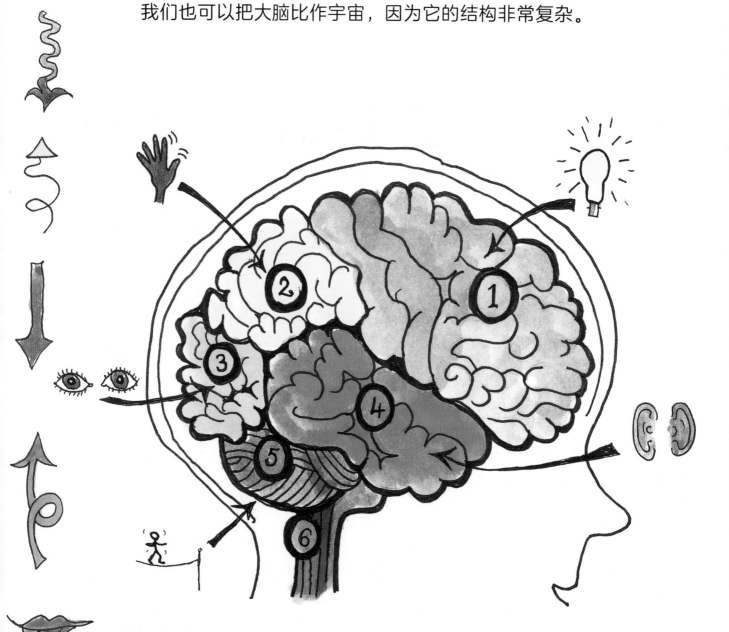

① 主要负责运动、记忆、语言和我们的行为

② 主要负责阅读和我们皮肤的感受

③ 主要负责我们眼睛看东西

④ 主要负责记忆、语言和我们耳朵听声音

⑤ 主要负责控制我们的平衡

⑥ 连接我们的大脑和脊髓

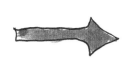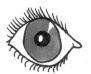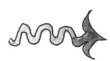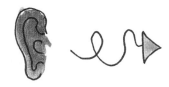

有人说我们的大脑像工厂，因为它能生产很多东西；有人说它像蜘蛛网，因为它的每个区域都相互关联；还有人说它像一个城市的指挥中心，因为在大多数情况下，它能把每件事情都安排得井井有条，这是多么令人惊叹的组织力呀！

那么，就让我们把它看作一个控制室或指挥中心吧，它能随时向身体发出并接收身体传递的信息。

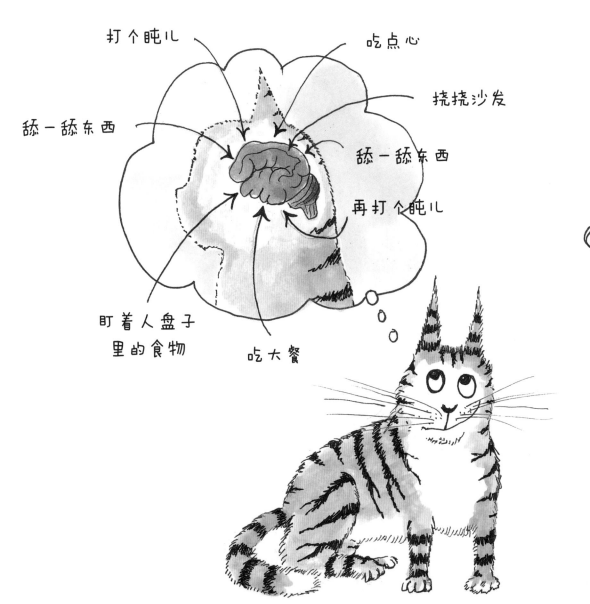

打个盹儿

吃点心

挠挠沙发

舔一舔东西

舔一舔东西

再打个盹儿

盯着人盘子里的食物

吃大餐

大脑的生长发育

大脑在颅骨内。颅骨是坚硬的骨头，摸摸你的头，你就能感觉到它们。大脑有这些硬骨头保护，就不容易受伤。

但他现在对很多事情都不了解。

他的大脑和我们的大脑几乎一样大。

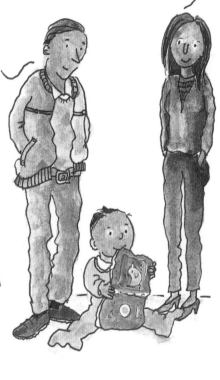

妈妈有两个大脑：妈妈一个，宝宝一个。

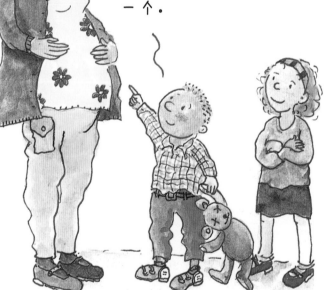

大脑在你出生前就开始发育了。当你刚在妈妈肚子里时，它就开始生长；你在妈妈肚子里待了六七个月时，它就完全成形了。

大脑约占成年人体重的2%。

90岁高龄的人，仍拥有制造某些新的脑细胞的能力。

大脑中大约有1000亿个神经细胞。

鲸的大脑比人的大脑重约5倍。

但是你的大脑要经过很多年，才能发育成熟。在大脑的整个发育过程中，你需要吃营养丰富的食物，多做运动。你还需要小心地保护自己的大脑。

健康成年人大脑的含水量约为75%。

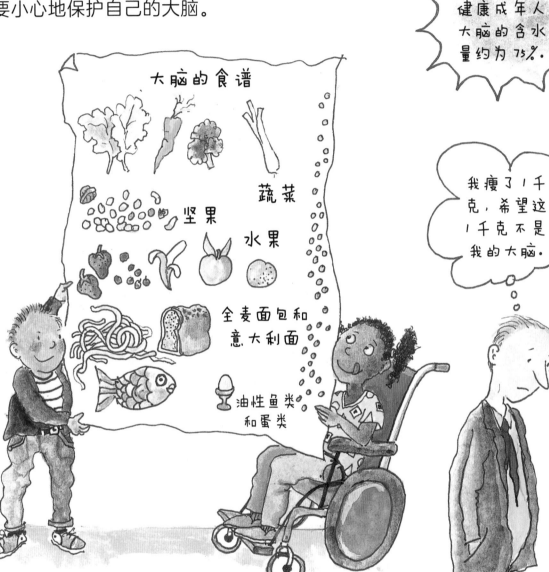

大脑的食谱

蔬菜

坚果

水果

全麦面包和意大利面

油性鱼类和蛋类

我瘦了1千克，希望这1千克不是我的大脑。

我的大脑仅有28克。

6岁时，你的大脑虽然还未发育成熟，但几乎发育完善了。在青少年时期，它还会发生很大的变化。

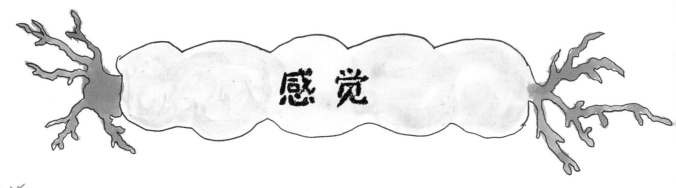

感觉

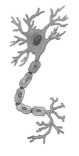

大脑的工作之一就是接收由神经元（神经细胞）构成的神经系统传递的信息。所以，如果你摸到一样东西，神经元就会向你的大脑发送信息，大脑会告诉你摸到的东西是硬的还是软的，是热的还是冷的，是粗糙的还是光滑的，或者是其他的感觉——黏黏的、毛茸茸的、滑滑的、多刺的。

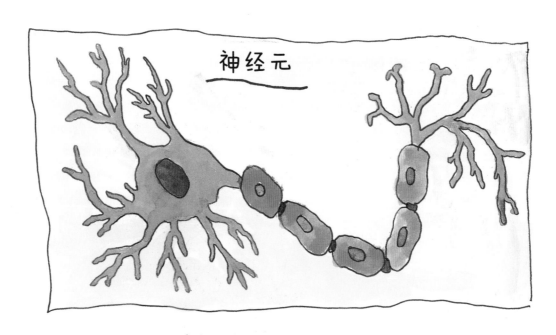

神经元

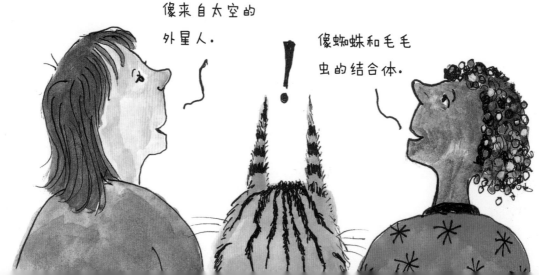

像来自太空的外星人。

像蜘蛛和毛毛虫的结合体。

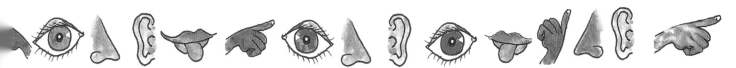

鼻子、眼睛、耳朵和舌头，这四种感官传递信息的方式也是如此。

神经元还会向我们的大脑传递痛不痛，以及太热或太冷的信息。当我们站立、走路、骑自行车或者滑雪时，神经元也会帮我们保持平衡。

神经元做这些事情非常快，我们甚至都不用去想。

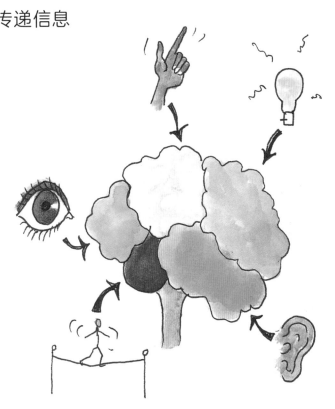

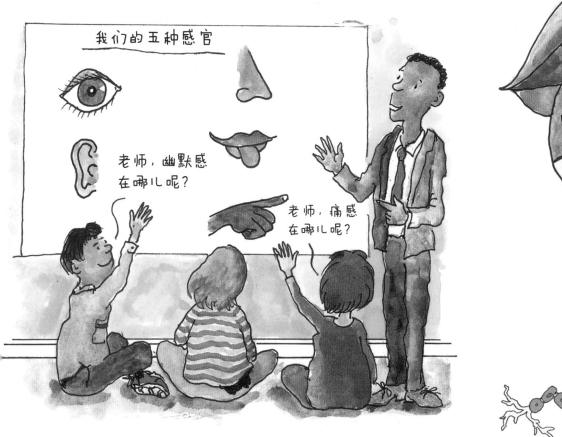

我们的五种感官

老师，幽默感在哪儿呢？

老师，痛感在哪儿呢？

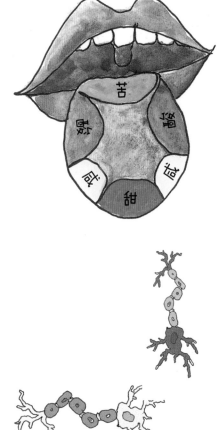

苦

酸

咸

甜

咸

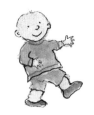

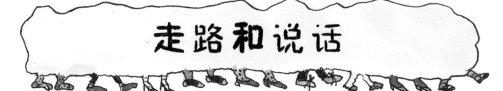
走路和说话

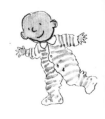

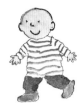

我们的大脑控制我们的肌肉、骨骼和肌腱，帮助我们移动胳膊、腿。幼儿要学会走路的话，就必须学会如何同时使用肌肉、骨骼和肌腱。

同样，我们说话，也必须同时协调好我们的呼吸，让我们的舌头、嘴巴和嗓子相互配合。

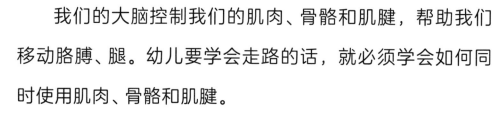

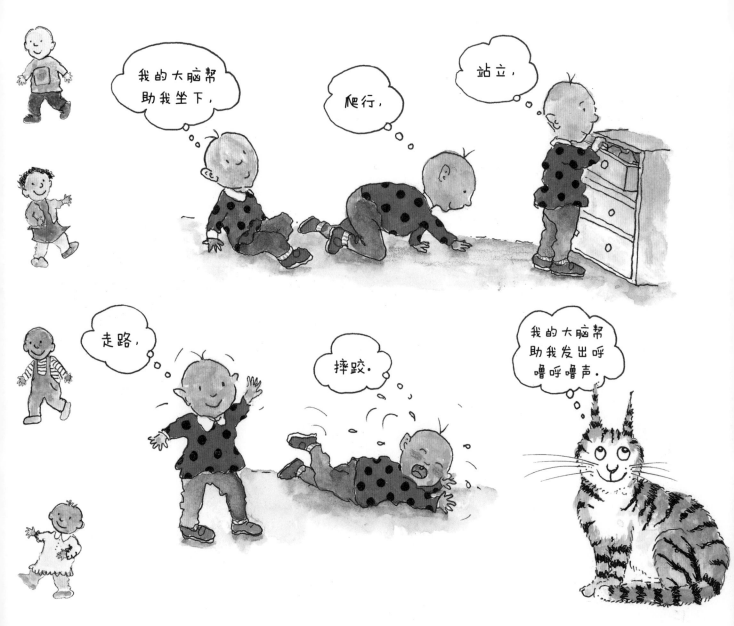

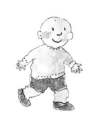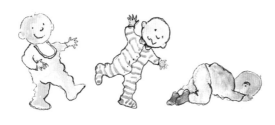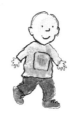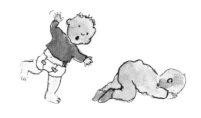

在大脑的帮助下，我们能用胳膊和手做许多精细又复杂的事情，比如捡起针尖大小的东西，雕刻精致的艺术品。

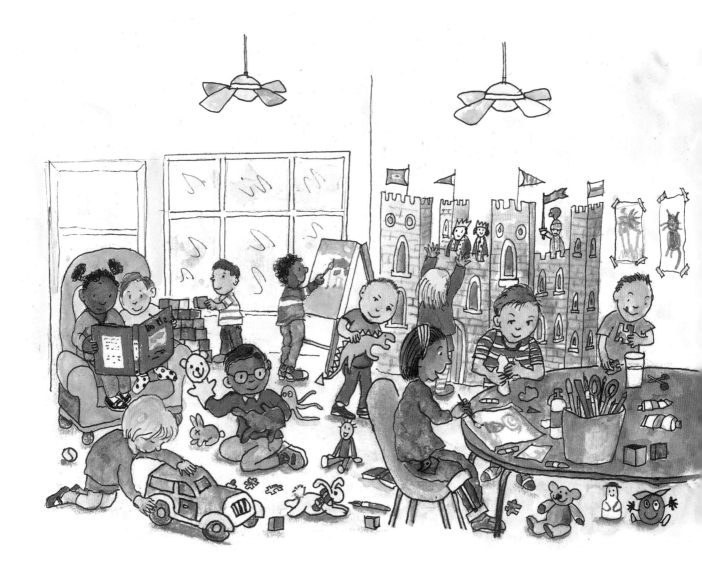

当神经元传递的信息有些混乱时，我们很可能会变得笨手笨脚，撞落或者打翻东西。

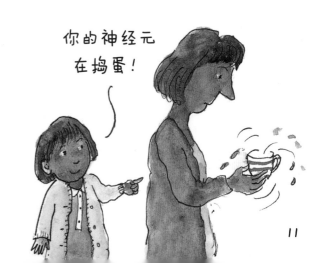

你的神经元在捣蛋！

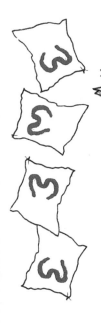

思考和学习

大脑的不同区域能帮助我们学习和理解不同的东西。但很难说清楚哪个区域帮助我们思考，哪个区域帮助我们想象。

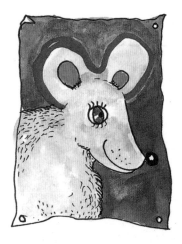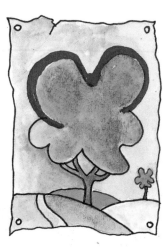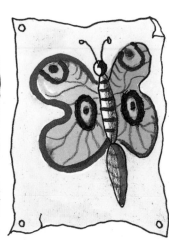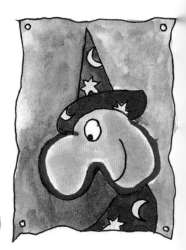

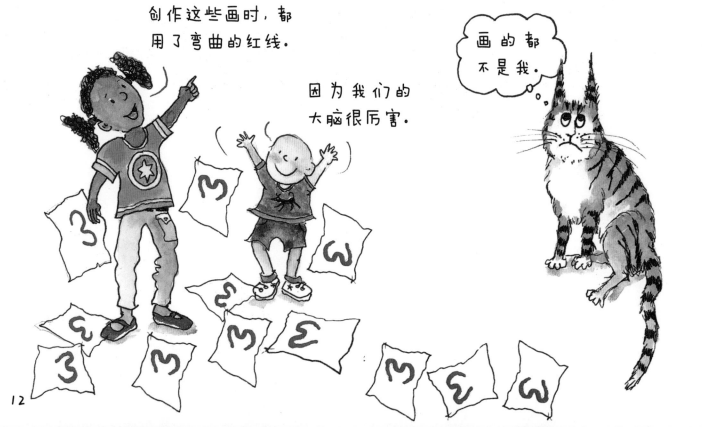

创作这些画时，都用了弯曲的红线。

因为我们的大脑很厉害。

画的都不是我。

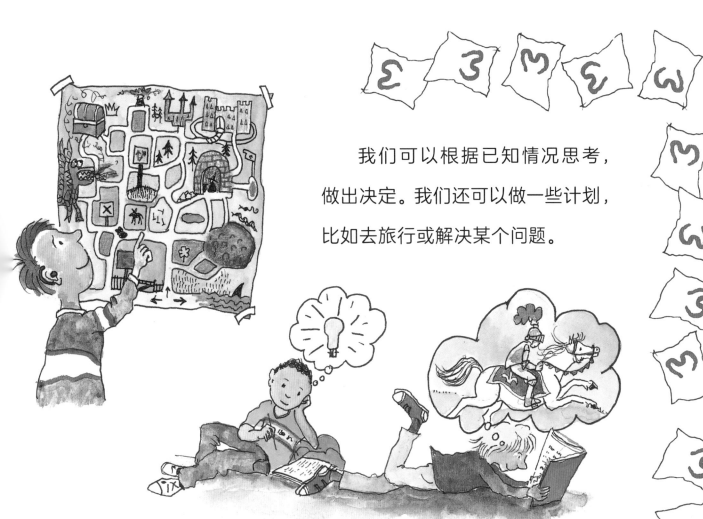

我们可以根据已知情况思考，做出决定。我们还可以做一些计划，比如去旅行或解决某个问题。

许多人能同时做几件事。在大脑帮助下，他们能很好地协调他们的想法和动作。

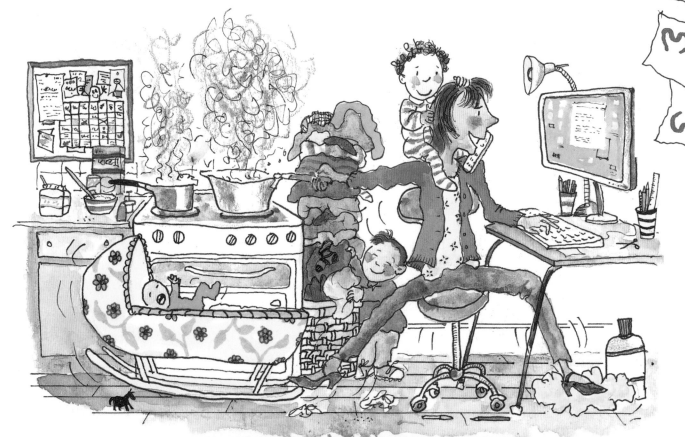

你的感受如何？

我们的感受，无论是高兴还是悲伤，兴奋还是无聊，愤怒还是平静，都来自我们大脑的某个区域。想到周末要做一些有趣的事情时，你会快乐；你的狗狗生病时，你会悲伤；你的老师冤枉你时，你会生气。

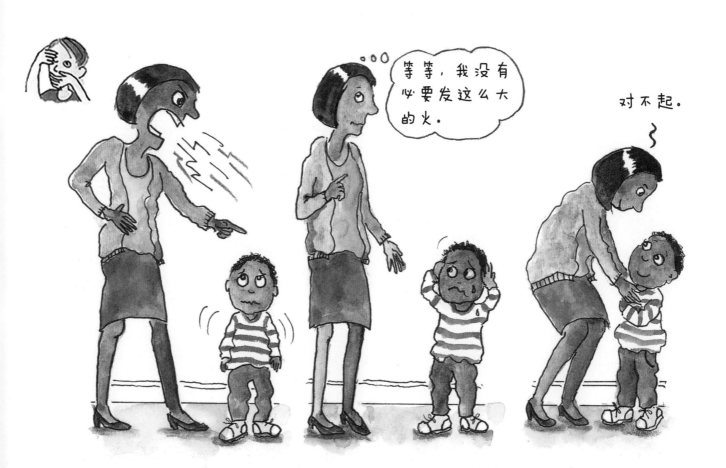

等等，我没有必要发这么大的火。

对不起。

所有的这些想法都会经过你的大脑，让你做出反应。

我们可以训练我们的大脑，让它有不同的感受，我们也能学会很好地控制这些感受。

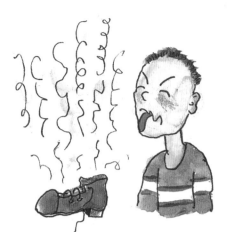
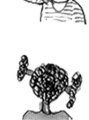
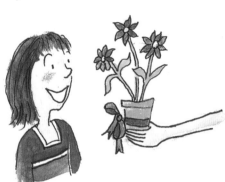

你可能上一秒还很伤心，

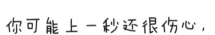

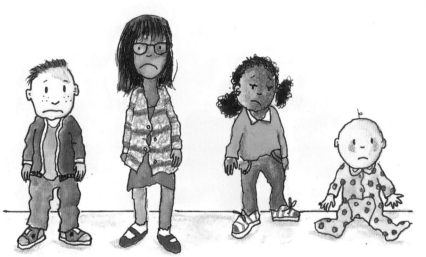

下一秒就变得很开心了。

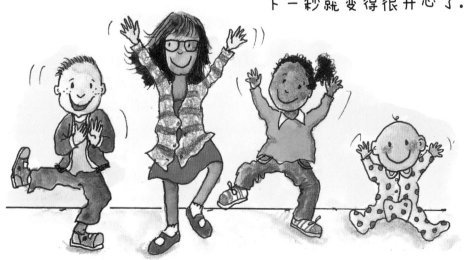

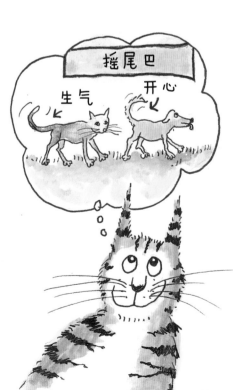

废话

唠叨

语言

唠叨

废话

我们能学会说话，因为我们的大脑能帮助我们听到并理解别人说的话。通常情况下，我们得先听懂爸爸妈妈说的话。

我们的大脑教会我们的嘴巴发出各种声音，但在我们还是婴儿的时候，这些声音大多数只是咿咿呀呀。

废话

唠叨

废话   唠叨   絮絮叨叨   废话   唠叨   唠叨

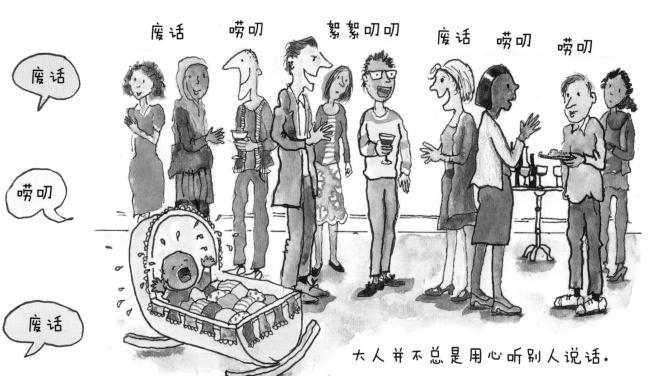

大人并不总是用心听别人说话。

唠叨

渐渐地，从会说"爸爸""妈妈""爷爷""奶奶"这样的词开始，我们能发出一些有意义的声音了，但是想要读书和写字则要等到再长大点儿才行。

唠叨

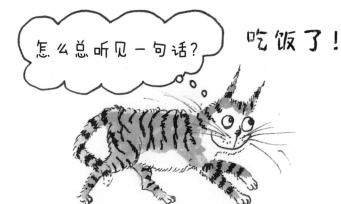

怎么总听见一句话？   吃饭了！

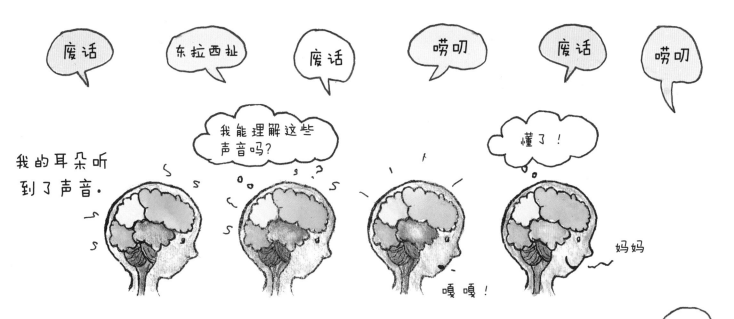

但如果你生下来就听不见，那你可以学习手语。在整个学习过程中，同样需要你的大脑，它能帮助你学会如何做手势，理解每种手势的意思。

如果你是盲人，可以学习布莱叶盲文。它是一种由凸点组成的字符，这种字符同样需要你的大脑帮助你去理解。

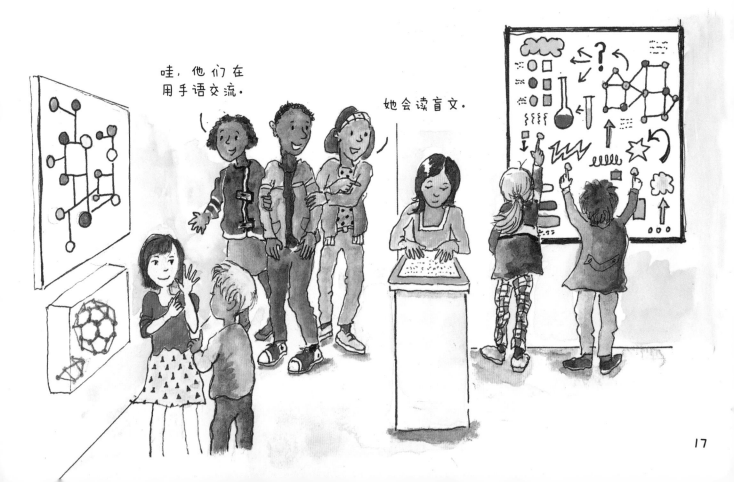

记忆，记忆！

你的大脑最重要的作用之一就是记忆。有些你已经学会的东西，比如走路，不需要你再去想怎么走路，就会走。因为走路已经深深地刻在你的大脑中，就像大人开车或弹钢琴一样。

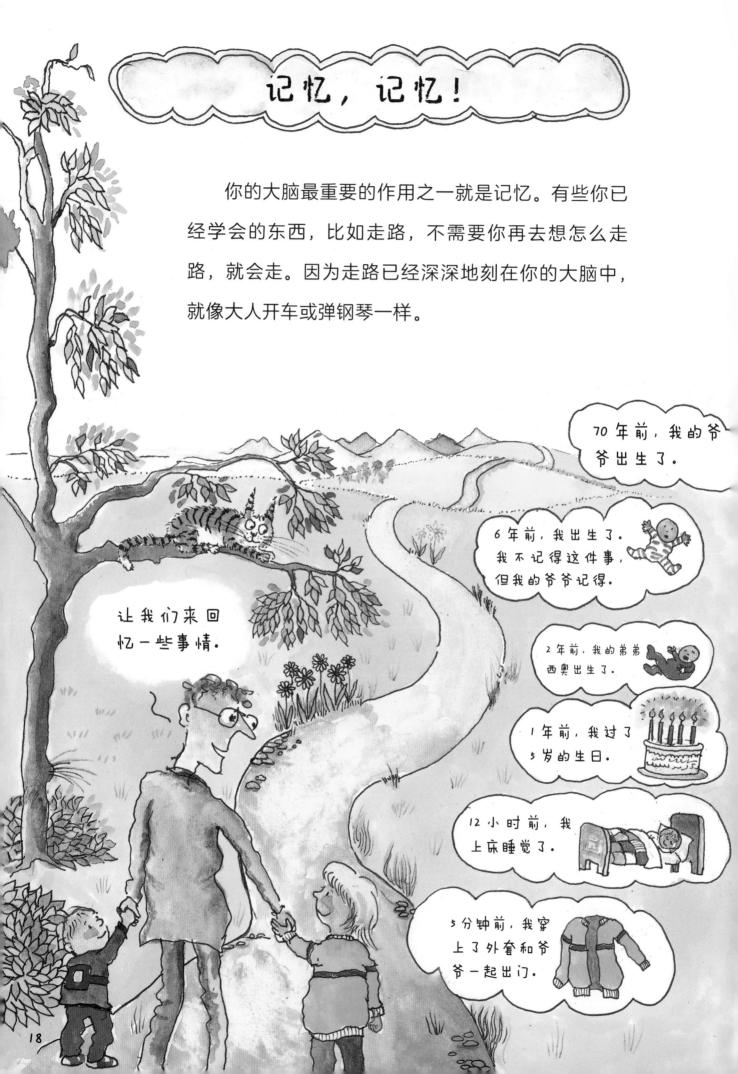

70 年前，我的爷爷出生了。

6 年前，我出生了。我不记得这件事，但我的爷爷记得。

让我们来回忆一些事情。

2 年前，我的弟弟西奥出生了。

1 年前，我过了 5 岁的生日。

12 小时前，我上床睡觉了。

5 分钟前，我穿上了外套和爷爷一起出门。

我们可以像相册存放照片一样储存记忆。这些记忆有好的
事情也有坏的事情，有快乐也有悲伤。

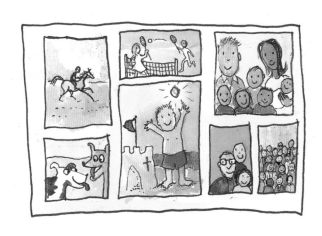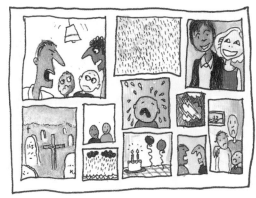

但对一些脑中风或患阿尔茨海默病的人来说，他们的记忆
会出现一些问题：他们还是孩子时发生的事，他们记得；昨天
刚发生的事，他们却记不起了。

有些人可能会失去部分记忆，我们说他们患了失忆症。意
外事故可能会导致失忆症。

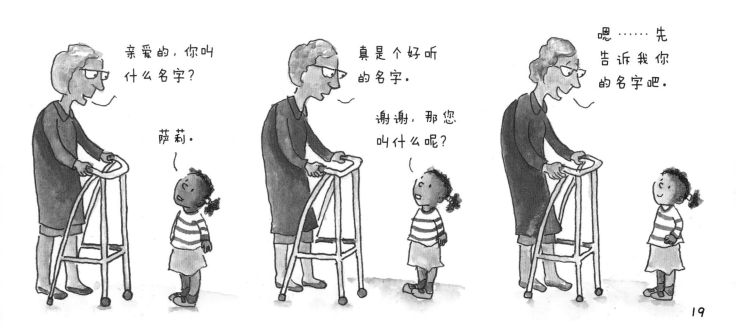

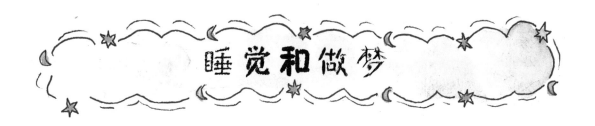

睡觉和做梦

当我们睡觉时，我们的身体并没有停止工作：我们的大脑在继续工作，我们体内的细胞则会通过良好、充足的睡眠完成自我修复和更新。

当我们睡得很沉时会做梦。我们的梦有时像是真的，有时很奇幻！梦可能是欢乐的，如梦见在海边或在奇幻的魔法丛林中游玩。

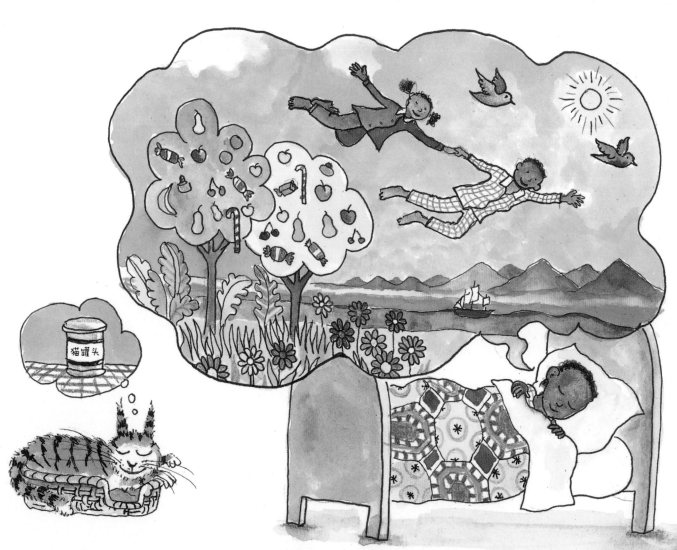

梦也可能是可怕的，如梦见被怪物追杀、吃掉。

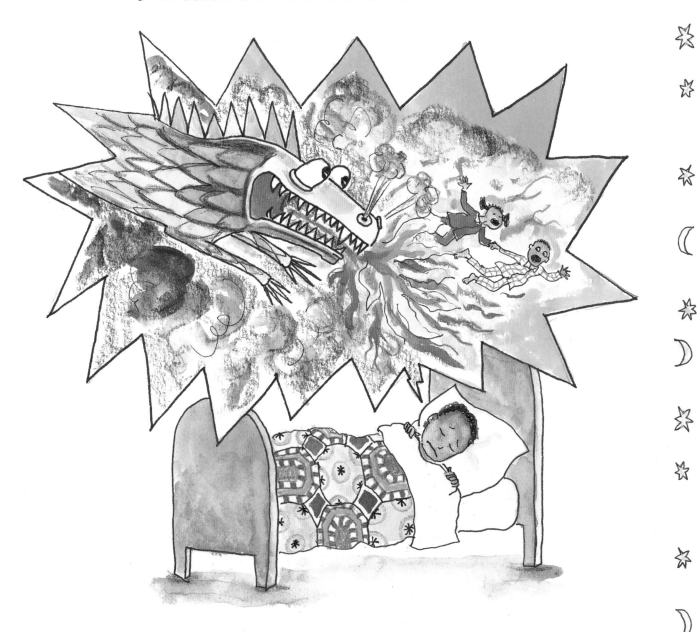

没人确切地知道我们为什么会做梦，做梦的目的是

什么——也许是为了给我们的大脑"充电"，也许是为

了帮助我们甩掉不需要的东西。

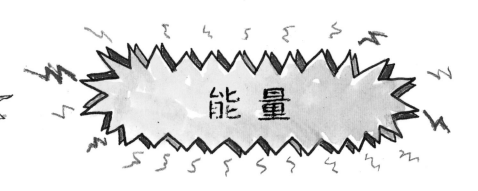

能量

　　大脑也是身体能量水平的掌控者，但它自身却消耗了体内四分之一的葡萄糖 —— 这是主要的能量来源。如果大脑得不到足够的葡萄糖，我们就有可能晕倒或难以集中注意力。因此，一定要吃好早餐！

　　有糖尿病的人更可能发生晕倒或注意力下降的情况。所以他们必须按时吃饭、按时吃药，保证血液中有足够的葡萄糖。这样，他们的身体，特别是大脑，才能正常工作。

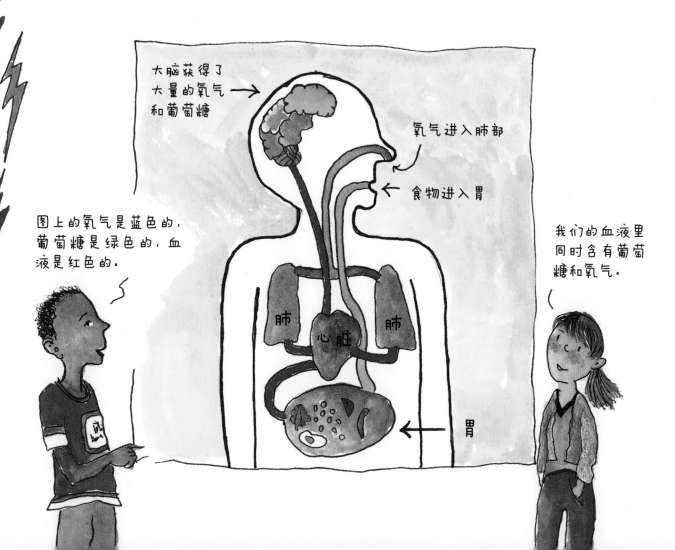

大脑获得了大量的氧气和葡萄糖

氧气进入肺部

食物进入胃

图上的氧气是蓝色的，葡萄糖是绿色的，血液是红色的。

我们的血液里同时含有葡萄糖和氧气。

肺　心脏　肺

胃

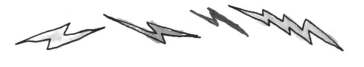

我们的大脑会告诉我们太热了或者太冷了，并指挥身体出汗或起鸡皮疙瘩，又或是做出其他反应。

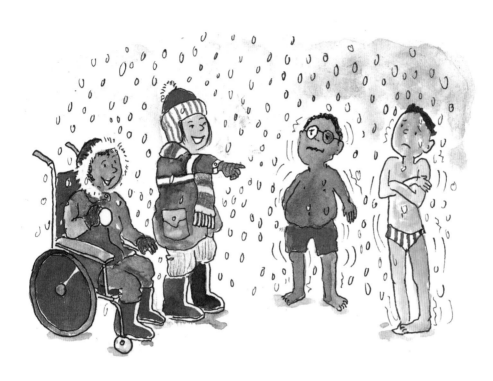

大脑会告诉我们什么时候该吃饭，什么时候该喝水，什么时候该去上厕所，什么时候吃饱了，什么时候累了该睡觉了。知道了大脑要做的所有事情后，你就不会惊讶它所消耗的巨大能量了！

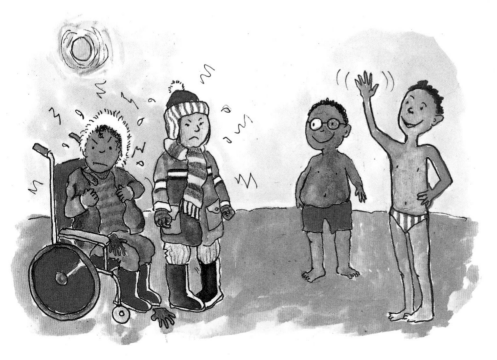

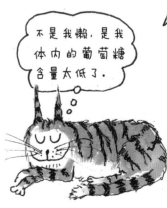

不是我懒，是我体内的葡萄糖含量太低了。

23

左半脑和右半脑

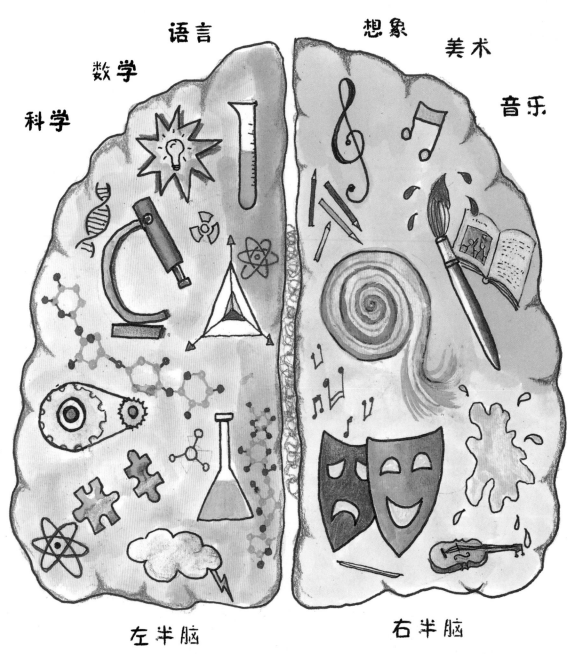

语言

数学

科学

想象

美术

音乐

左半脑

右半脑

我们的大脑由左右两个半脑组成。左半脑负责右半边身体，右半脑负责左半边身体。没人确切知道这是为什么。

我们的左半脑主要负责语言、数学和科学，
右半脑负责美术、音乐和想象。

听说音乐有助于左半脑
和右半脑的协调。

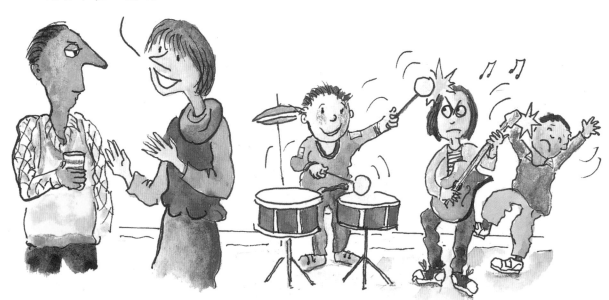

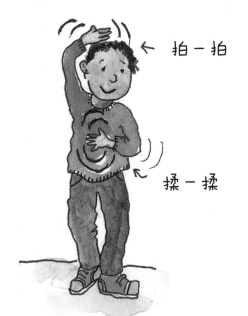

← 拍－拍

揉－揉

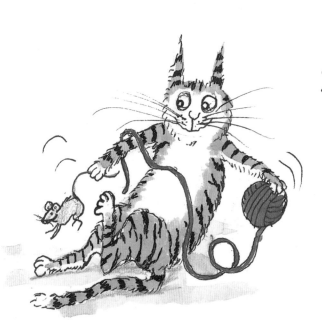

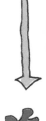

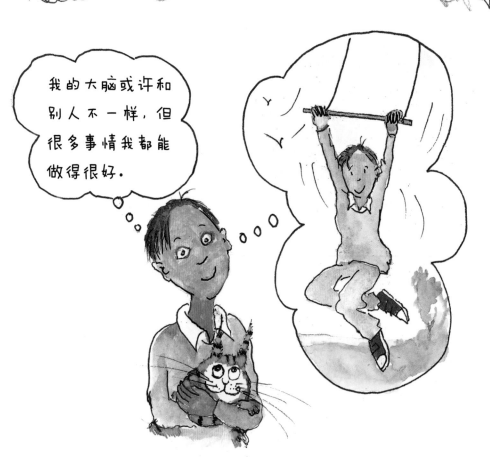

有时，大脑在发育过程中会出现问题，人们可能会因此患上癫痫、自闭症等脑部疾病。意外事故也会给大脑带来伤害。所以，很多事情都会影响我们的大脑。

有时，大脑里会长"肉块"，也就是人们常说的肿瘤。肿瘤会压迫脑神经，引起可怕的头疼和其他症状。

对老年人来说，阿尔茨海默病（它是痴呆症的一种）和脑中风是他们常常会患上的脑部疾病。这些疾病会让他们的记忆力衰退，身体丧失某些功能。

虽然我不记得你的名字了，但我仍觉得你很有趣。

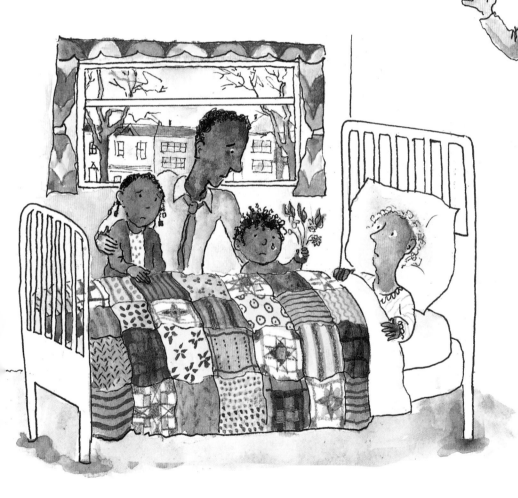

有时，他们会忘记自己的家人，性格也可能会发生变化。对他们的亲朋好友来说，这是件悲伤的事情。

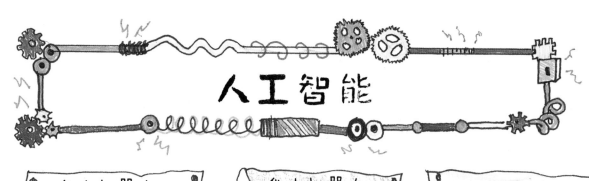

人工智能

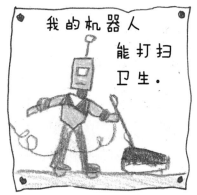

我的机器人能打扫卫生.

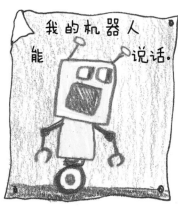

我的机器人能说话.

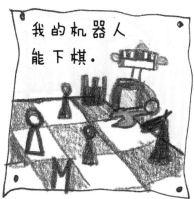

我的机器人能下棋.

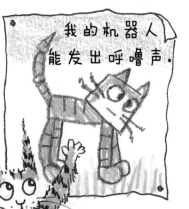

我的机器人能发出呼噜声.

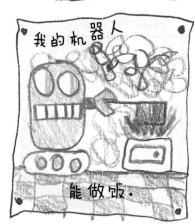

我的机器人能做饭.

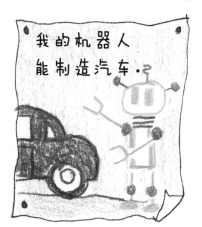

我的机器人能制造汽车.

你可能听说过"AI"了，它代表人工智能。AI 会让我们联想到机器人，就是那些看起来有些像人的机器。

机器人能利用计算机学习知识，能遵守规则，能识别语音。它们就像我们的大脑，能帮助我们做很多事情。向机器人输入足够多的信息后，它们能用这些信息来解决问题。正是在人工智能的帮助下，才出现了无人驾驶技术。未来，也许我们每个人都会拥有一辆无人驾驶汽车。

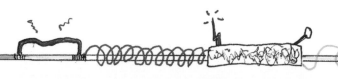

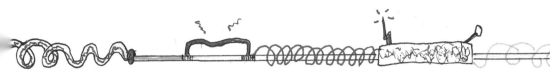

我们的大脑能帮助我们做这些事情，
甚至能帮助我们**做更多**其他的**事情**！

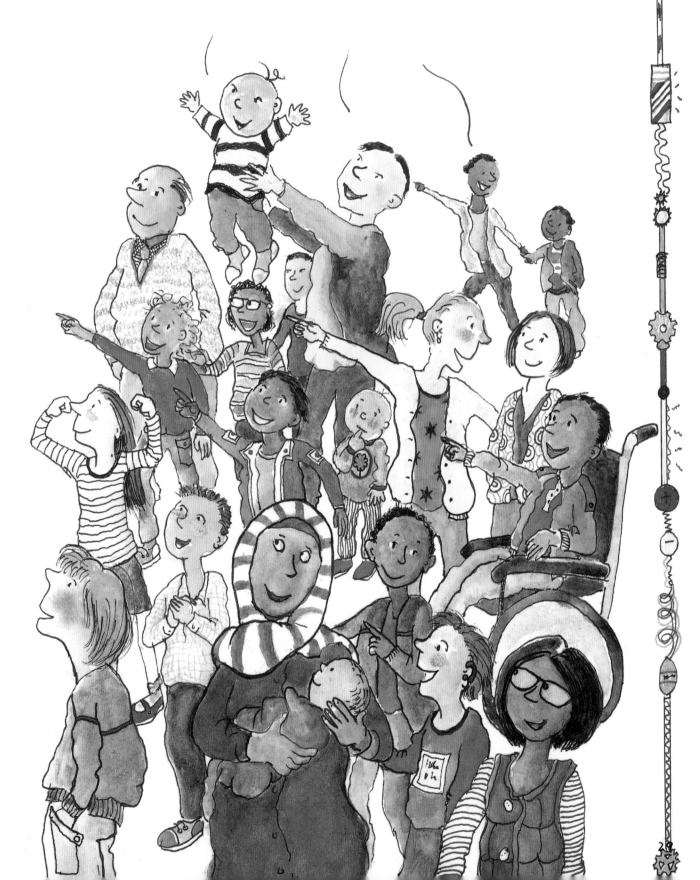

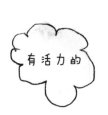

有活力的

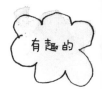

有趣的

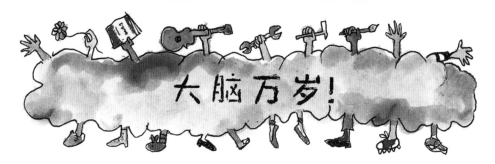

大脑万岁！

生气的

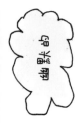

幽默的

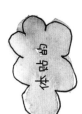

体贴的

有艺术天赋的

悲伤的

神奇的是，你的大脑持续不断地做着这本书中提到的所有事情。

你的大脑决定了你的智商和性格，决定了你的与众不同。

当然，爸爸、妈妈的教育，儿时的成长环境，你得到的关爱等，同样会影响你的性格、兴趣和能力。

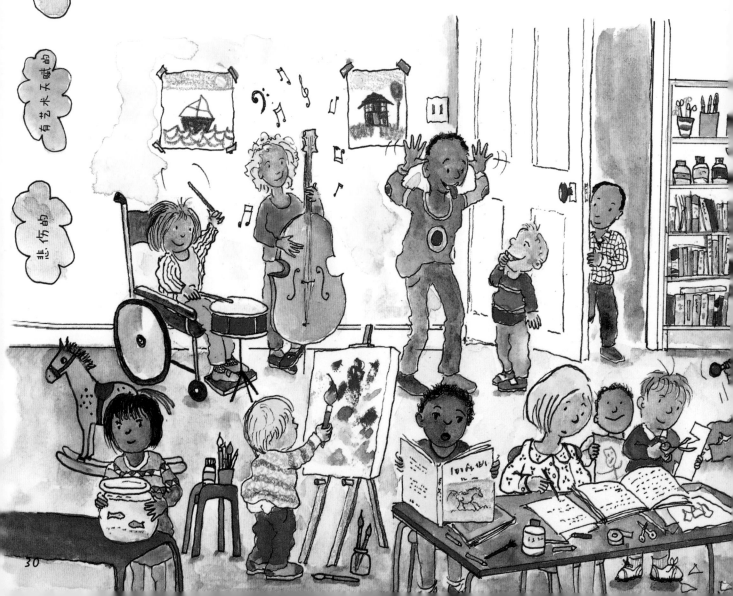

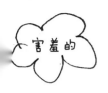
害羞的

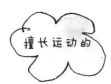
擅长运动的

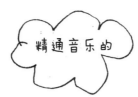
精通音乐的

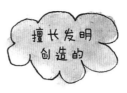
擅长发明
创造的

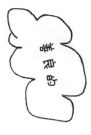
善良的

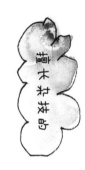
擅长求技的

有诗歌才力的

　　但是，无论你是喜欢用左手还是右手，你处理问题的能力有多么强，你是喜欢热闹还是喜欢独处，是喜欢阅读、玩游戏还是运动，都是你的身体和大脑相互交流的结果。

大脑万岁！没有它，我们该怎么办啊?!

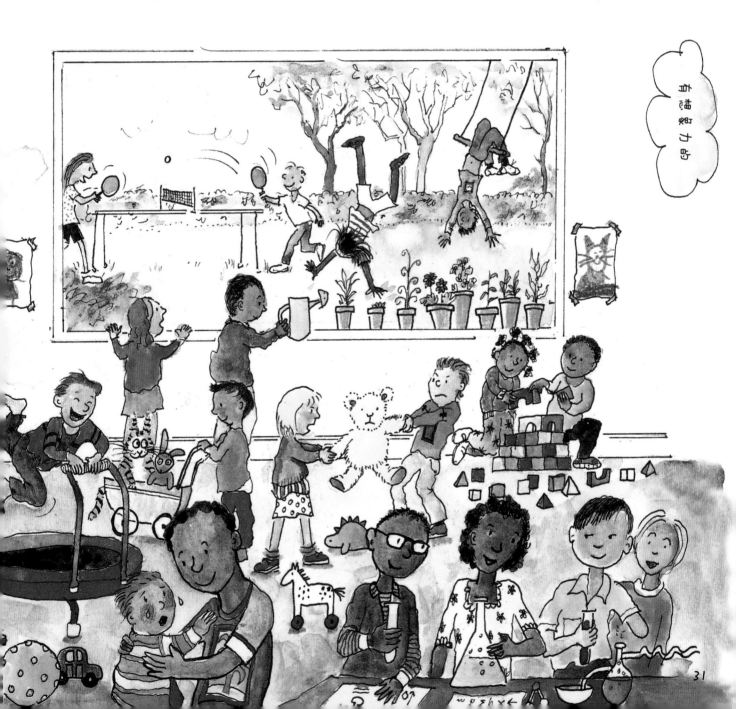

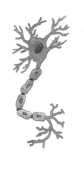

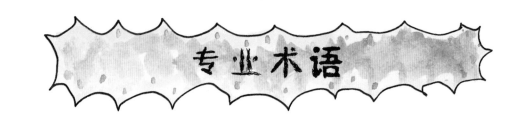
专业术语

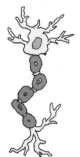

阿尔茨海默病

阿尔茨海默病是痴呆症的一种。它是一种神经系统退行性疾病，因多发群体在 70 岁以上人群，因而又被人们称为老年痴呆症。

痴呆症

痴呆症有好几种，主要表现为记忆力丧失、思维混乱、交流困难以及判断力差等。

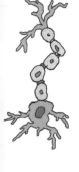

癫痫

癫痫是大脑神经元突发性异常放电，导致短暂大脑功能障碍的一种慢性疾病。

感官

感官是感受外界事物刺激的器官，如眼睛、耳朵、鼻子等。

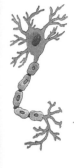

颅骨

颅骨是指头部坚硬的骨头，能够保护我们的大脑。

神经系统

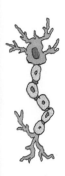

神经系统是机体内对生理功能活动的调节起主导作用的系统，主要由神经组织组成。

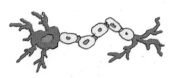 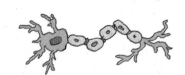 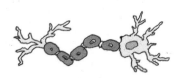 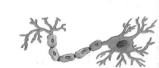

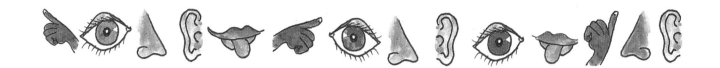

神经元

神经元又称神经元细胞，是神经系统的基本的结构和功能单位。

失忆症

失忆症是记忆障碍的一种，患者会丧失部分或者全部记忆，有时，记忆又会恢复。

脑中风

脑中风又被称为脑卒中，是由于急性脑部血液循环障碍引起的疾病。若不及时治疗，就会给大脑造成损伤。

孤独症

孤独症又称自闭症，孤独症的患者很难与别人交流，他们的视觉、听觉及感知到的世界都和正常人不一样。

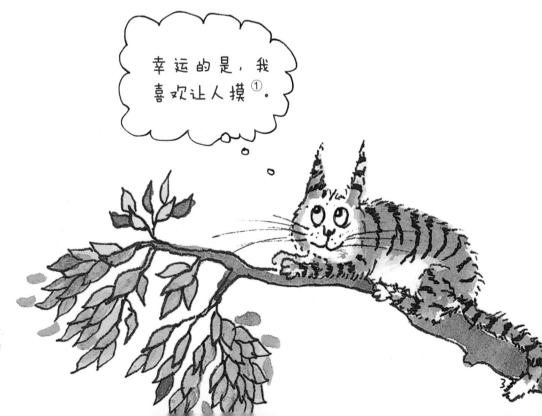

① 原英文为 "Luckily, there is also another kind of stroke, which I love." Stroke 除了有"中风"的意思，还有"抚摩"的意思。——译者注

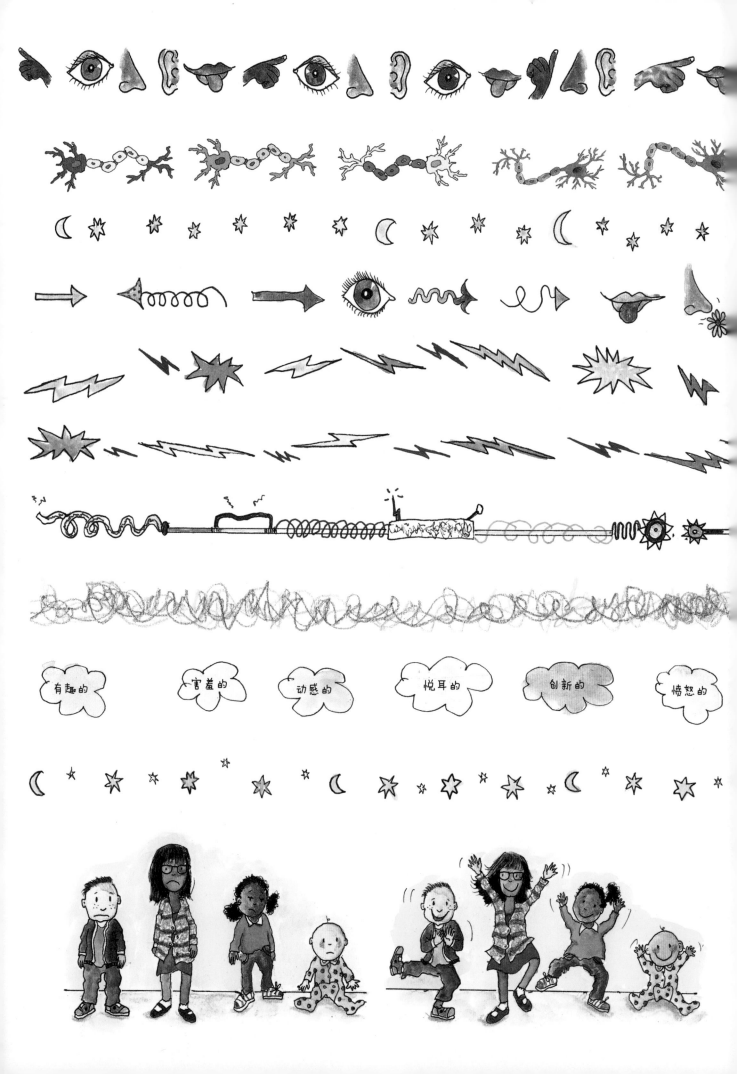